SAFIRA
o unicórnio azul

Miriam Leonila de Oliveira
Ilustrações de Dam d' Souza

Editora Verso

Editora InVerso

R. Clóvis Bevilaqua, 352 Cabral
CEP 80035-080 Curitiba-PR
(41) 3254-1616 e (41) 3538-8001
editorainverso@editorainverso.com.br
www.editorainverso.com.br
Facebook.com/editorainverso
Instagram @editorainverso

COORDENAÇÃO EDITORIAL
Cristina Jones
Editora InVerso

REVISÃO
Carlos L. W. Jorge
Ana Flávia Lorena de Carvalho

ILUSTRAÇÃO
Dam d'Souza

CAPA, PROJETO GRÁFICO E ARTE-FINAL
Adriane Baldini

DADOS INTERNACIONAIS DE CATALOGAÇÃO NA PUBLICAÇÃO (CIP)
Mona Youssef Hammoud – CRB/ 9ª -1393

048s

OLIVEIRA, Miriam Leonila de. **Safira, o unicórnio azul**
Curitiba: Ed. InVerso, 2019 -
48p. 18 x 24 cm

ISBN: 978-85-5540-159-6

1. Literatura brasileira. 2. Fantasia. 3. Coragem.
4. União. 5. Poderes Mágicos. I.Título

CDD. B869.5

Literatura brasileira: B869 Fantasia, poderes mágicos:869.5

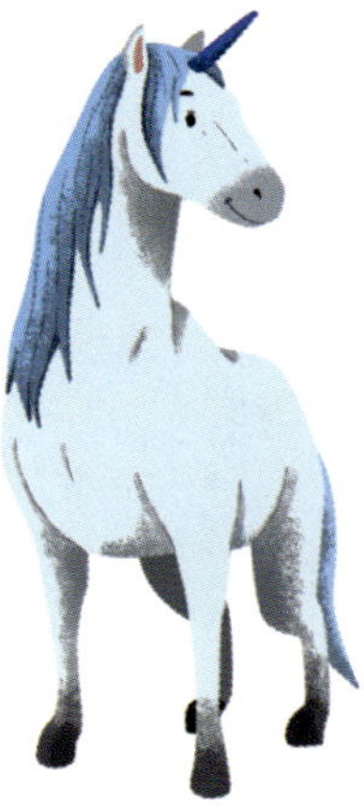

Para Giulia e Alice, que lindamente me induziram à busca da inspiração para escrever essa história.

Na floresta do Reino de Eugória
há uma grande movimentação.
Cavaleiros negros com roupas
esfarrapadas perseguem um
unicórnio de cor azulada, que
foge confundindo-se com os
raios solares e a neblina densa.

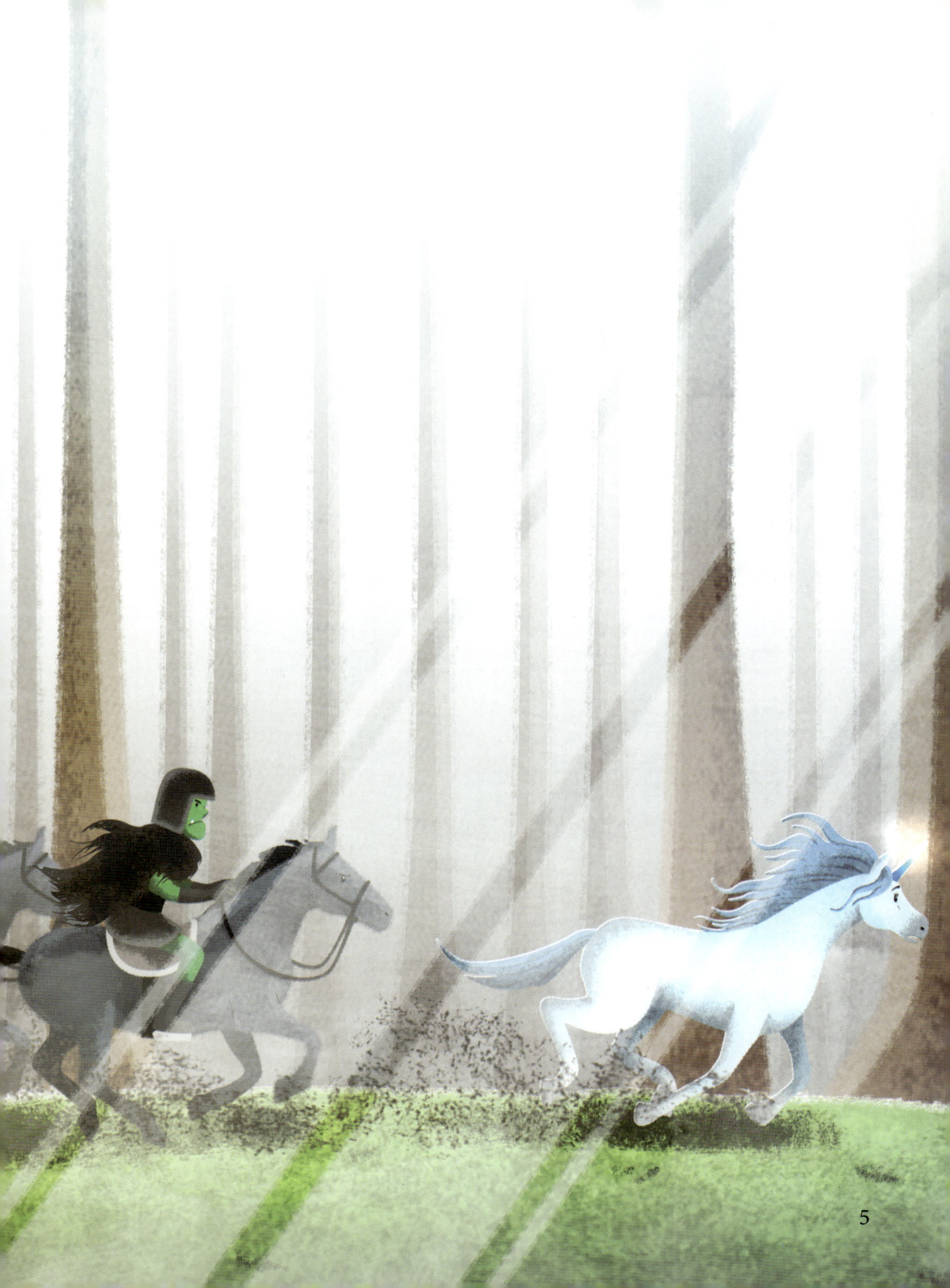

Depois de despistar os seus perseguidores, Safira deita-se ofegante à beira do lago para descansar e beber um pouco de água. De repente, ouve passos e levanta-se assustada, mas logo se tranquiliza ao avistar Fany, sua mãe.

— Safira, o que houve, filha? — perguntou Fany, preocupada.

— Os homens do feiticeiro Zorc estavam atrás de mim outra vez, mamãe.

— Filha, eu já falei para você não cruzar a barreira de proteção! É o que nos mantém a salvo dos perigos!

— Mas, mamãe...!

— Não tem desculpa, Safira! Você me desobedeceu e isso é muito grave! Venha comigo!

Safira segue sua mãe sem discutir. Sabe que agiu errado e colocou a sua vida em risco. Embora não concorde com as regras estabelecidas pelos seus pais para protegê-la, ela sabe que precisa conter a sua curiosidade e a vontade de sair do seu território para conhecer coisas novas.

Filha de Fany, um unicórnio branco muito utilizado pelas fadas, e de Cyro, um belíssimo unicórnio cinza-azulado com o chifre de cristal, que tem o poder de controlar o vento, Safira nasceu com uma característica muito especial. Seu corpo apresenta a cor azul-clara, e o chifre é de um azul-escuro tão brilhante que lhe rendeu o nome de "Safira"! Além disso, o seu chifre possui muitos poderes, entre eles, o de curar ferimentos e doenças.

Os poderes do chifre de Safira são tantos e tão importantes, que ainda estão sendo estudados pelos magos do Reino de Eugória. Eles precisam descobrir a melhor maneira de utilizá-los e de forma segura. Sabem que se tais poderes caírem em mãos erradas, os danos causados podem ser irreversíveis.

Sabem também que a notícia já chegou aos ouvidos do temido feiticeiro Zorc. Esse, por sua vez, não medirá esforços para capturar Safira e utilizar os poderes do seu chifre para colocar em prática o plano maligno de dominar o Reino de Eugória.

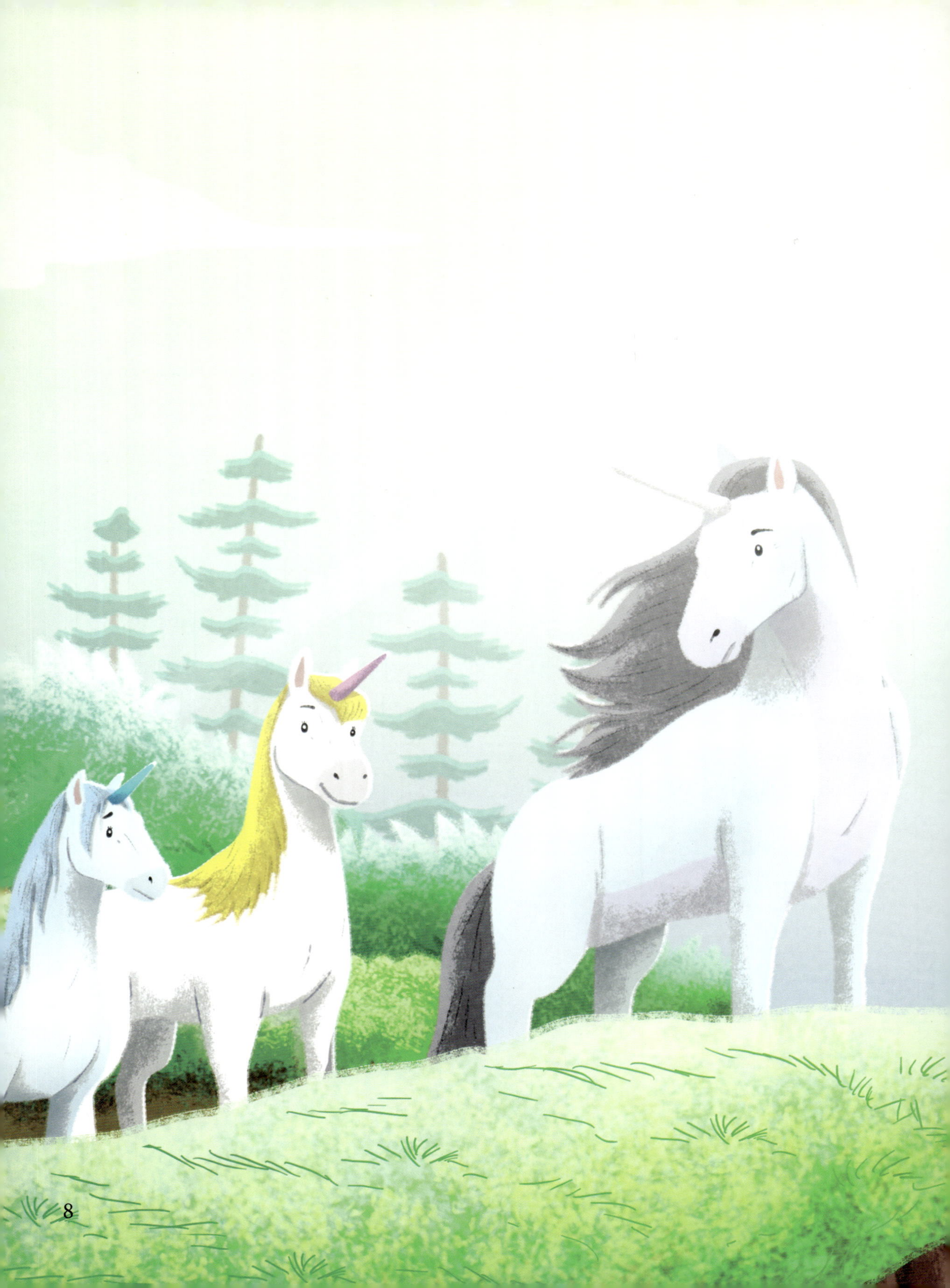

Cyro, posicionado elegantemente sobre um pequeno morro onde incidia um raio solar que fazia brilhar o seu chifre de cristal, viu aproximarem-se Fany e Safira.

Dirigiu-se às duas calmamente e, antes que lhe dissessem alguma coisa, lançou um olhar de censura para Safira, que abaixou a cabeça.

Ele sabia de tudo o que se passava em seu território, pois era informado pelo vento.

— Então, mocinha?! — disse Cyro, muito sério.

Safira nada respondeu e evitava encarar o pai.

— Muito bem! De hoje em diante você não andará mais sozinha!

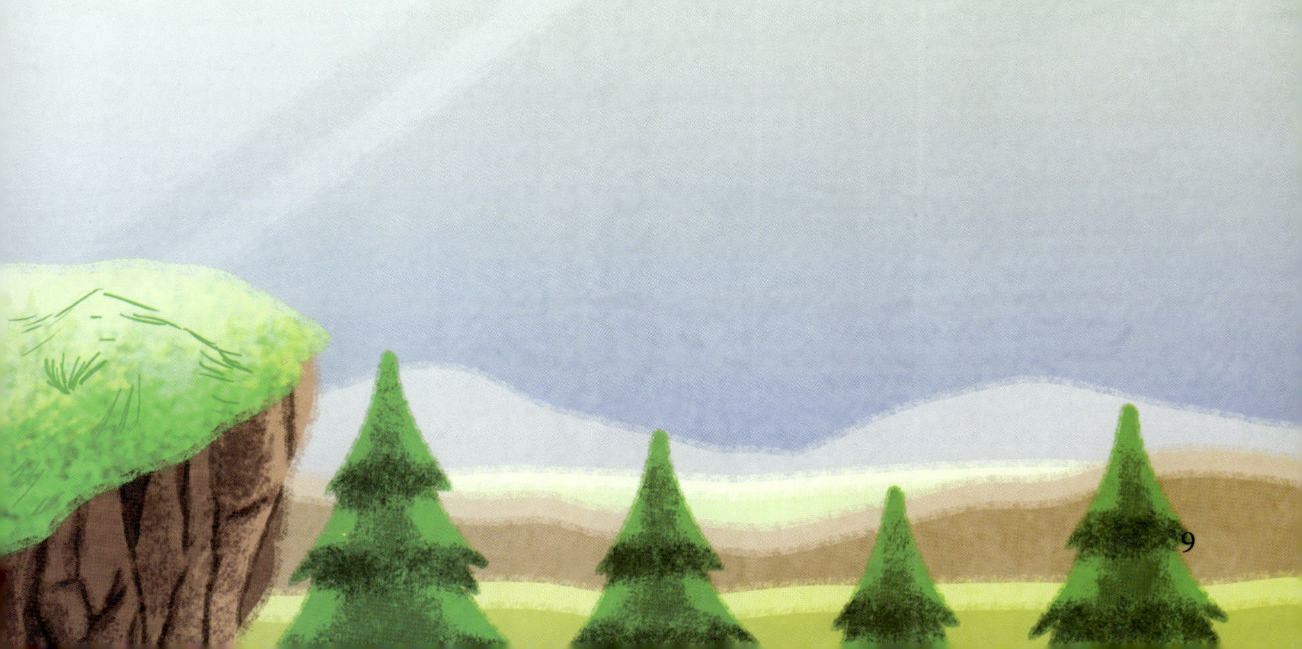

Cyro fez sinal com a cabeça para dois unicórnios robustos que estavam por perto, como que garantindo a segurança dos demais.

— Vocês dois! Quero que sigam Safira por todos os lugares. Não a percam de vista, entenderam?!

Os dois fizeram um gesto afirmativo com a cabeça.

— Era só o que me faltava! Eu não preciso de babá — resmungou Safira.

— O que foi que você disse? — perguntou Cyro, em tom ríspido.

— Nada! Eu tenho direito de falar alguma coisa?

— É para o seu bem, filha! — interrompeu Fany, tentando evitar uma discussão. Ela sabia do gênio forte de ambos, e Safira, com toda a certeza, havia puxado ao pai.

Safira, contrariada, saiu em disparada, sendo seguida imediatamente pelos dois unicórnios, que seriam seus guardiões permanentes.

— Sinto que teremos problemas — disse Cyro, balançando a cabeça para os lados.

— Venha, vamos falar com Manfir.

Galoparam em direção ao Vale das Flores. Era um lugar muito bonito, com imponentes árvores cobertas por trepadeiras floridas. No ar havia um perfume agradável e o canto dos pássaros sugeria uma enorme sensação de paz.

***

Em pé, sob a porta de uma pequena casa coberta por musgos, um senhor de barba longa e branca, segurando um cajado na mão direita, aguardava por Cyro e Fany.

Os dois se curvaram diante dele em sinal de respeito.

— Saudações, meus caros amigos! — disse o mago Manfir, com voz branda.

— Vocês parecem aflitos. Em que posso ajudar?

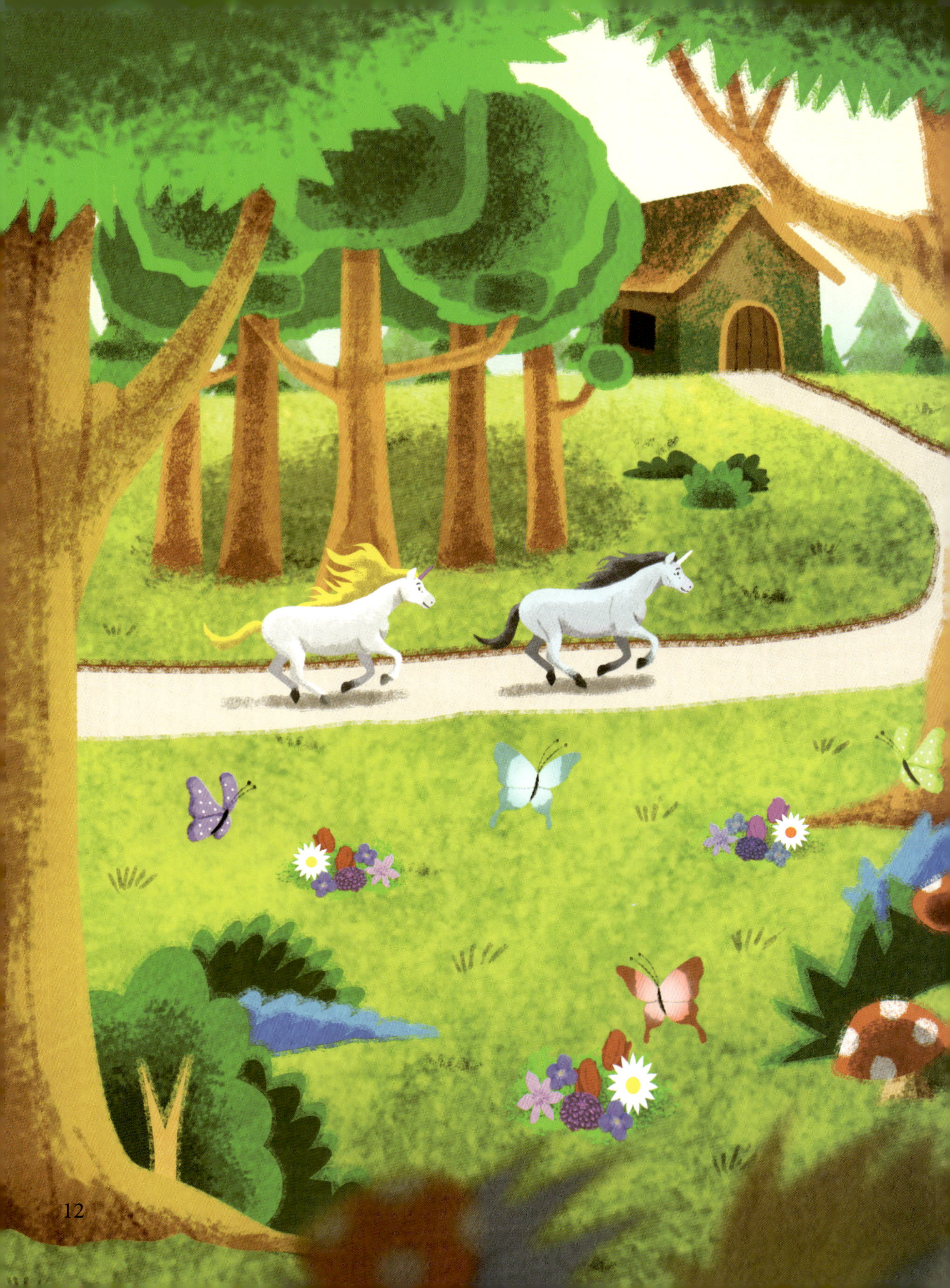

— Manfir, precisamos reforçar a barreira de proteção do nosso território — disse Cyro.

— Sim! — completou Fany, bastante aflita. — Nossa filha foi perseguida esta manhã pelos capangas de Zorc. Tenho muito medo do que pode acontecer a ela, Manfir. Ajude-nos!

— Entendo... — disse Manfir, pensativo. — não quero assustá-los, porém, receio que apenas um reforço na barreira de proteção não deterá Zorc. Ele está determinado a capturar Safira a qualquer custo.

— E o que devemos fazer? — pergunta Fany, angustiada.

— Preparar-nos para o pior, meus caros! Não só a vossa filha, mas todo o Reino está em perigo.

— Mantenham Safira sob proteção. Eu vou reunir-me com o Conselho dos Magos para ver o que podemos fazer.

Manfir fez um gesto com a cabeça, despedindo-se dos dois, e se retirou lentamente, sumindo na floresta.

O Reino de Eugória era governado por Manfir e o Conselho de Magos, desde que o último rei fora morto por Zorc.

Desde então eles têm tentado evitar que ele assuma o trono e dê início a um reinado de horror.

***

Na Montanha Sinistra onde fica o castelo de Zorc, um grupo de soldados esfarrapados tenta se explicar pelo fracasso da tentativa de captura de Safira.

No interior do castelo, um homem de aparência elegante, usando uma capa negra com gola alta, caminha de um lado para o outro aos berros, diante dos esfarrapados de cabeça baixa.

— Imprestáveis! Idiotas! Eu estou cercado de incompetentes!!!

— Mas, senhor... — tenta balbuciar um deles.

— Cale-se!!! — grita, jogando um raio sobre o homem, que se transforma imediatamente numa lagartixa.

Os demais ficam paralisados de medo. Zorc olha para eles com desprezo e ordena:

— Saiam da minha frente! Antes que eu faça coisa bem pior com vocês!

Todos saem correndo. Zorc ergue a cabeça num tom de superioridade e murmura: "muito bem! Isto requer uma providência mais drástica!"

Dá meia-volta e desce as escadarias em direção ao porão do castelo, e lá permanece trancado por um longo período.

Nos dias que se seguem, há uma calmaria estranha no Reino de Eugória.

O vento não sopra, as árvores não se movimentam, as pessoas estão apreensivas, e os unicórnios, inquietos. Como se todos estivessem aguardando um acontecimento desagradável.

Safira era a mais inquieta dentre os unicórnios. Embora incomodada com a presença constante dos seus guardiões, ela sabia que toda aquela situação era por sua causa. Pensava consigo: "eu não vou aguentar isso. Preciso fazer alguma coisa."

***

Naquela tarde, começou a aparecer uma nuvem escura no céu. O sol se escondera e aos poucos um zumbido incômodo começou a ser ouvido:

— *Ziiinziiinziiin!!!*

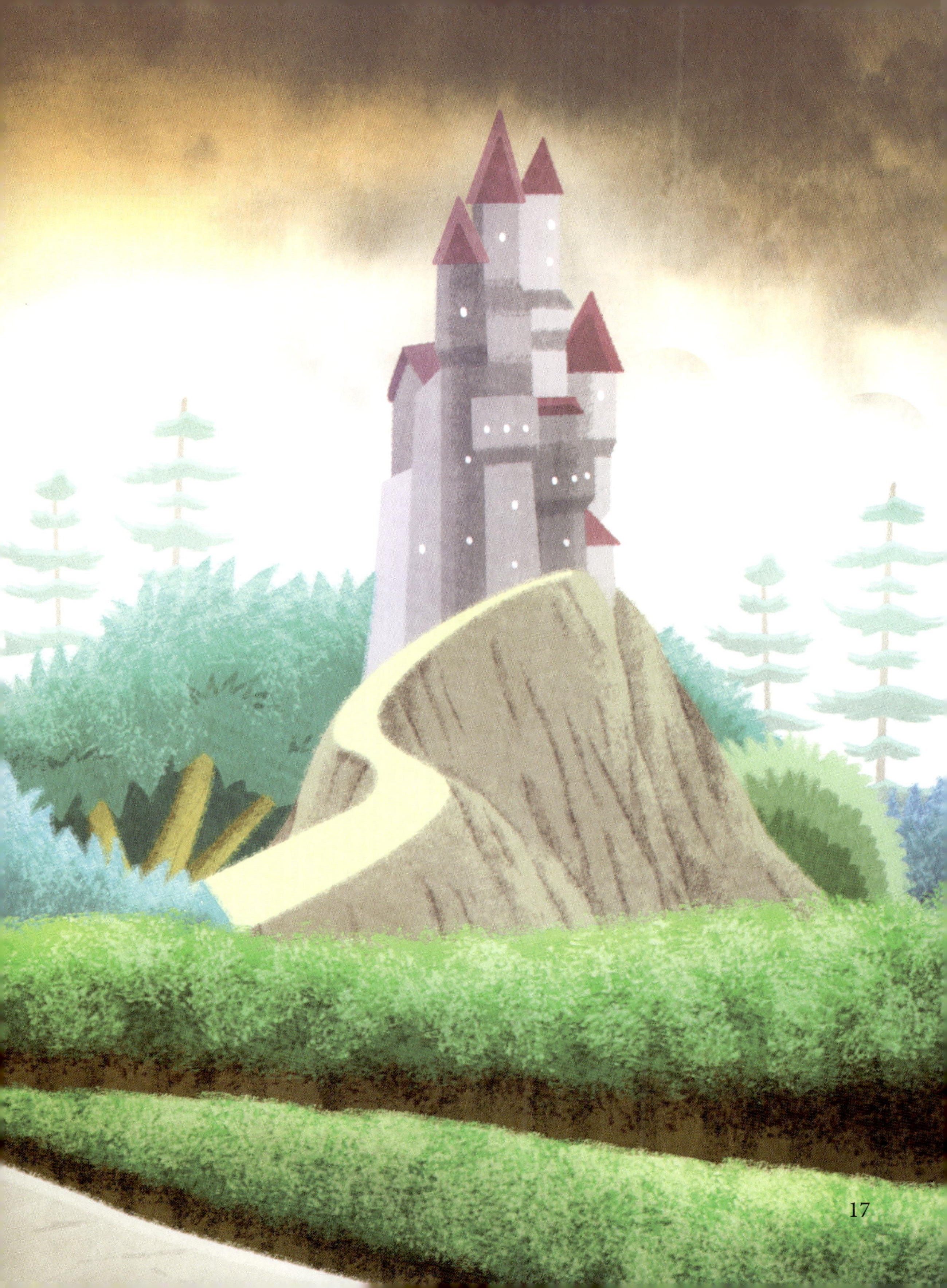

O céu foi ficando cada vez mais escuro, e o zumbido cada vez mais forte. Pareciam milhões de mosquitos zumbindo ao mesmo tempo. Não! Não pareciam!!! Eram milhões de mosquitos! Uma nuvem imensa deles tomava conta de todo o Reino, picando a todos incessantemente!

Apavoradas, as pessoas procuraram esconder-se em suas casas, debaixo de folhas secas e até se jogando dentro dos lagos e rios para fugir das picadas.

Os unicórnios corriam de um lado para o outro, atordoados com o barulho e as inúmeras picadas que recebiam. Eram mosquitos enormes, negros e envenenados — criação do malvado Zorc!

— Protejam-se todos! Entrem nos lagos! — gritou Cyro, desesperado, procurando Safira e Fany.

A floresta se transformou num grande caos. Pessoas e animais foram caindo por terra, envenenados pelos mosquitos.

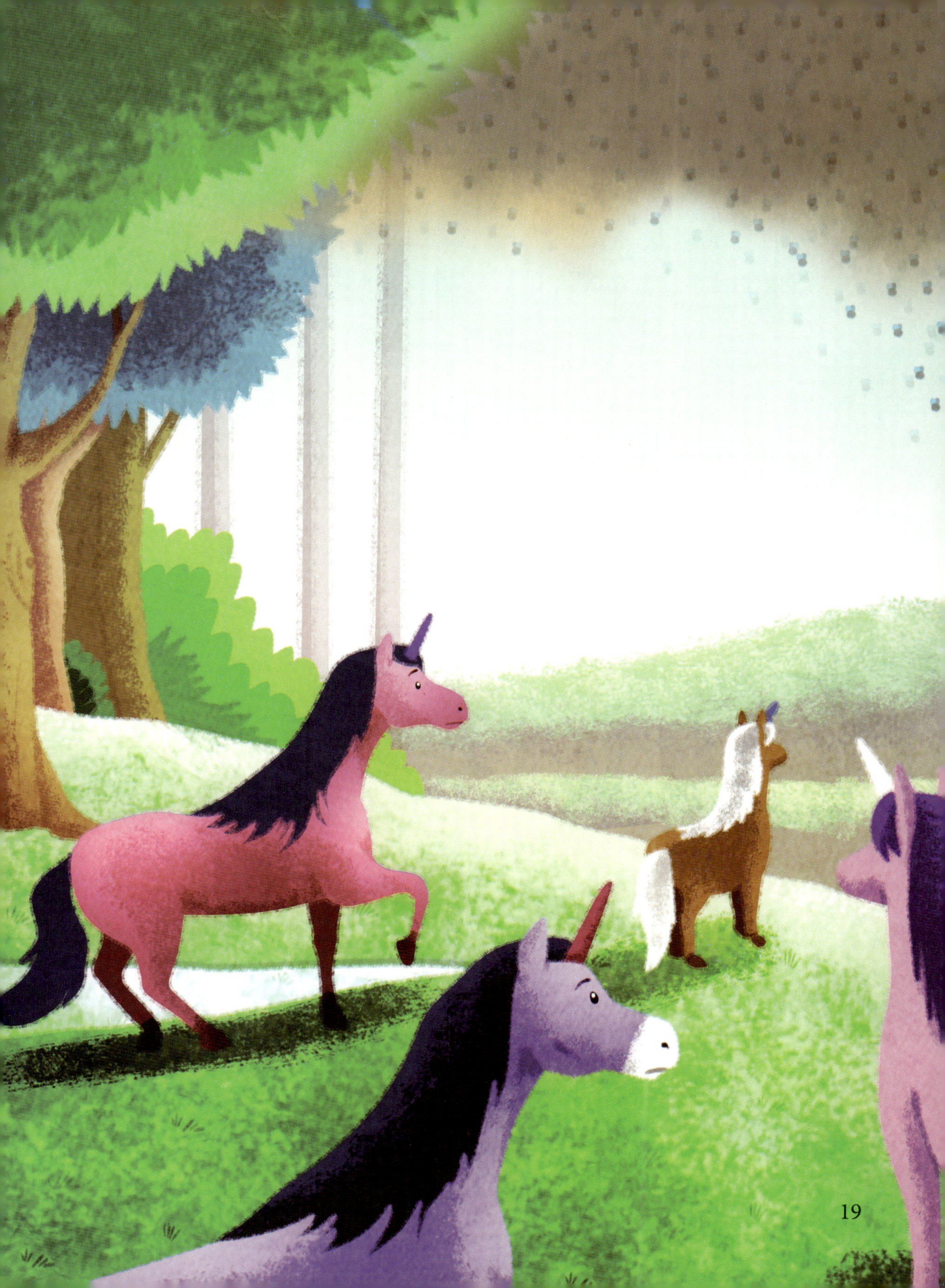

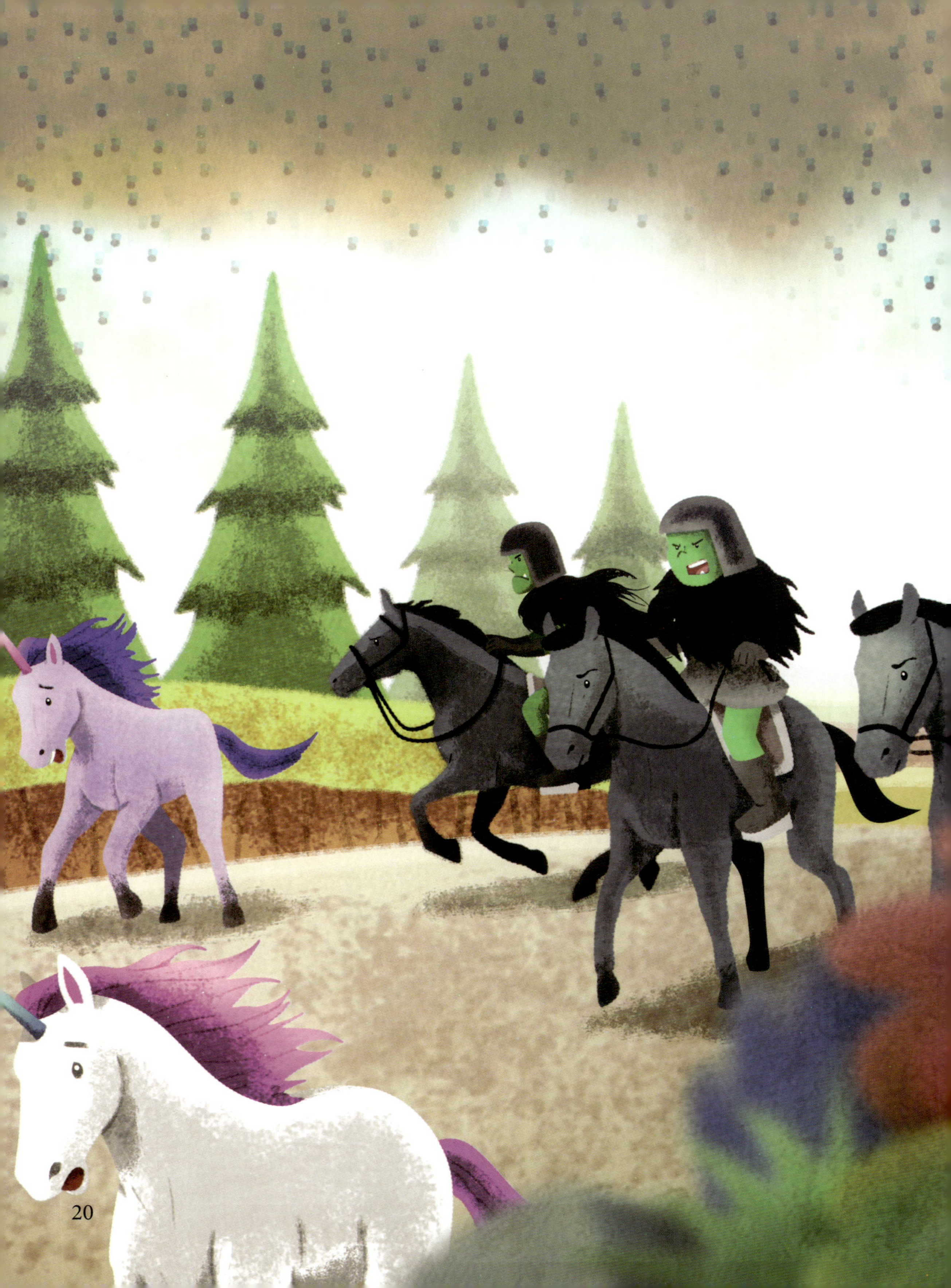

Safira corria à procura de seus pais. Seus guardiões já haviam sido atingidos e estavam desmaiados. Ela então resolveu usar os poderes do seu chifre.

— Para alguma coisa eles devem servir! — disse, girando a cabeça.

O chifre começou a soltar raios para todos os lados. Safira ainda não sabia como controlá-los. Os raios afastavam dela os mosquitos, mas atingiram a barreira densa de neblina que protegia o território dos unicórnios, dissipando-a.

Era o que os capangas de Zorc estavam esperando. Eles invadiram imediatamente o lugar à procura de Safira. Eles eram imunes às picadas dos mosquitos, porém em meio àquela confusão, e por causa da escuridão provocada pela nuvem de insetos, era difícil identificar quem era quem.

De repente, passou por eles um unicórnio em disparada. Um deles gritou: — É ela!!!

Todos começaram a persegui-la e não demoraram muito para alcançá-la. Jogaram sobre ela uma rede e a arrastaram rapidamente, conduzindo-a ao castelo de Zorc, sem que ninguém percebesse.

Manfir e os outros magos já haviam chegado para ajudar. Então Cyro girou a cabeça com força, fazendo formar um enorme redemoinho, que começou a correr pela floresta, varrendo todos os mosquitos e conduzindo-os para um ponto específico no céu.

Os magos, então, resolveram fazer uso da poderosa magia *Saipralah*. Empunharam os seus cajados na direção da nuvem de mosquitos, emitindo uma luz muito forte. Aos poucos eles foram caindo no chão, mortos.

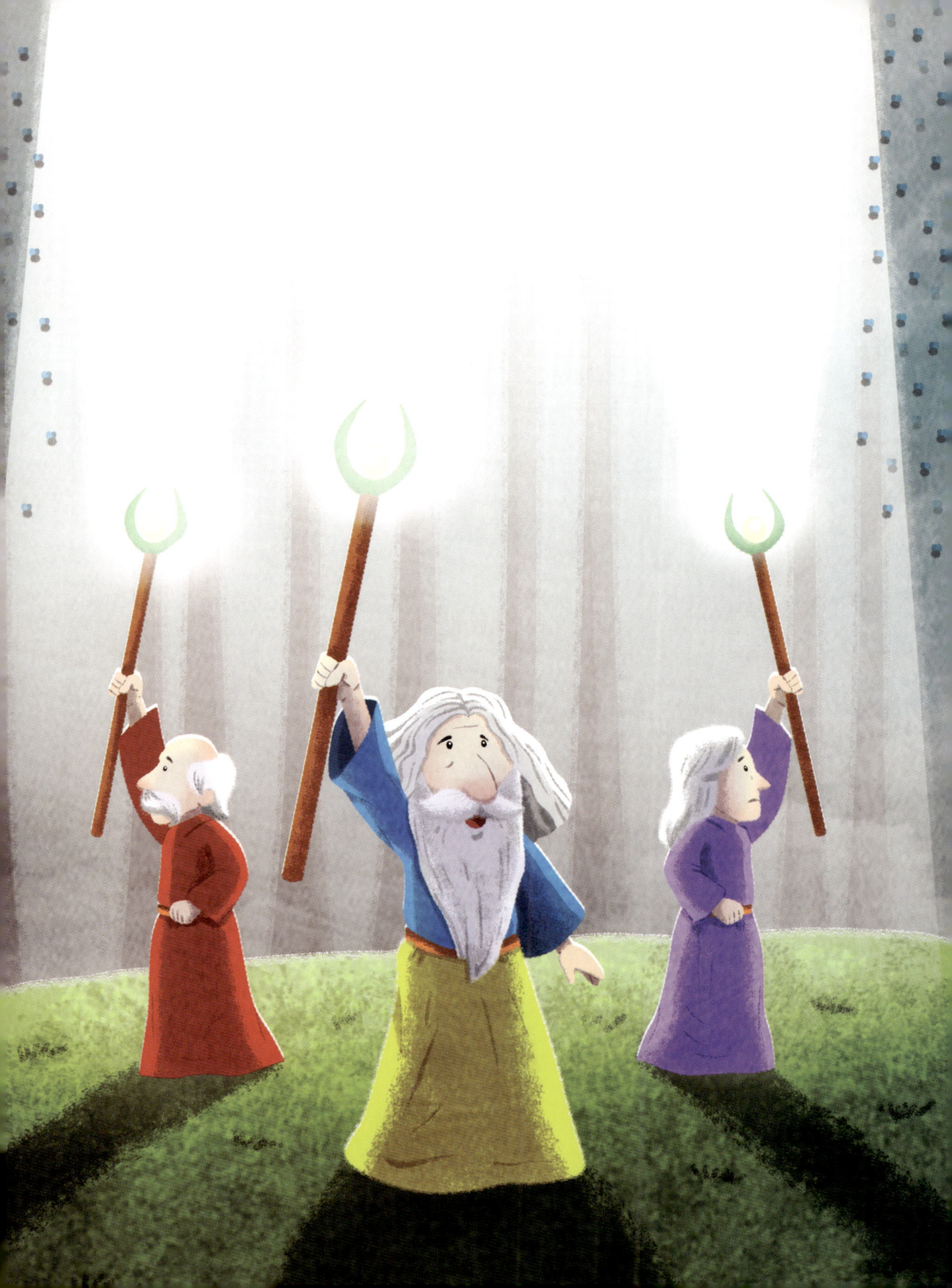

O céu começou a clarear e as picadas cessaram, mas o estrago havia sido grande. Pessoas e unicórnios estavam caídos por toda parte, dando a dimensão da tragédia. Alguns já estavam mortos, outros apenas feridos, pisoteados. Eram principalmente crianças e filhotes de animais.

Safira caminhava entre eles, tentando ajudar. Encostava o seu chifre nos feridos, curando-os, porém os mortos ela não conseguia ressuscitar.

De repente ela avistou Cyro e correu até ele.

— Papai!

— Safira! Você está bem, filha?

— Sim, papai. Mas e a mamãe? Onde está ela?

Antes que Cyro pudesse responder, um sopro de vento bateu em seu rosto, fazendo esvoaçar sua crina.

— Fany! — gritou ele. — Ela foi capturada pelos homens de Zorc!!!

— Mamãe! Não... Não pode ser! — Safira chorava e se culpava.

— Foi minha culpa! Foram os raios do meu chifre que dissiparam a barreira de proteção, papai! Foi minha culpa... Tudo isso... Tudo isso é por minha causa!!!

Manfir se aproximou lentamente e interveio:

— Calma, minha jovem! Ficar se culpando não irá resolver nada nem trará sua mãe de volta!

— O que faremos, mestre Manfir? Como poderemos ajudar minha mãe? — disse Safira, em prantos.

— Você ajudará mais ficando aqui. Há muito o que fazer!

Disse isso e dirigiu-se a Cyro, que aguardava seu comando.

— Depressa, Cyro! Avise as fadas! Vamos precisar da ajuda delas para cuidar de Safira! Temos de garantir que ela permaneça aqui!

Reúna os unicórnios que estão saudáveis e todos que puderem ajudar. Vamos para o castelo de Zorc. Temos de estar preparados. Não sabemos o que pode acontecer.

Cyro começou girar a cabeça e pequenos redemoinhos se formaram, percorrendo toda a floresta, para cumprir as ordens de Manfir.

***

No castelo de Zorc, de uma das torres mais altas ele avistou quando os soldados esfarrapados chegaram trazendo o unicórnio capturado. Abriu os braços e, num impulso, desceu voando até eles.

Ao olhar para Fany envolta na rede, seus olhos se avermelharam de fúria.

— Seus dementes! Este unicórnio não é Safira!!!

Ergueu o braço para atirar um feitiço sobre os soldados, mas parou no ar.

— Espere um pouco... — disse, olhando novamente para Fany.

— Esta é a mãe de Safira! Talvez nem tudo esteja perdido. Safira virá até mim!

Os esfarrapados suspiraram aliviados.

— Prendam-na! — gritou, tomando novamente um impulso e voando para a torre, onde ficou aguardando.

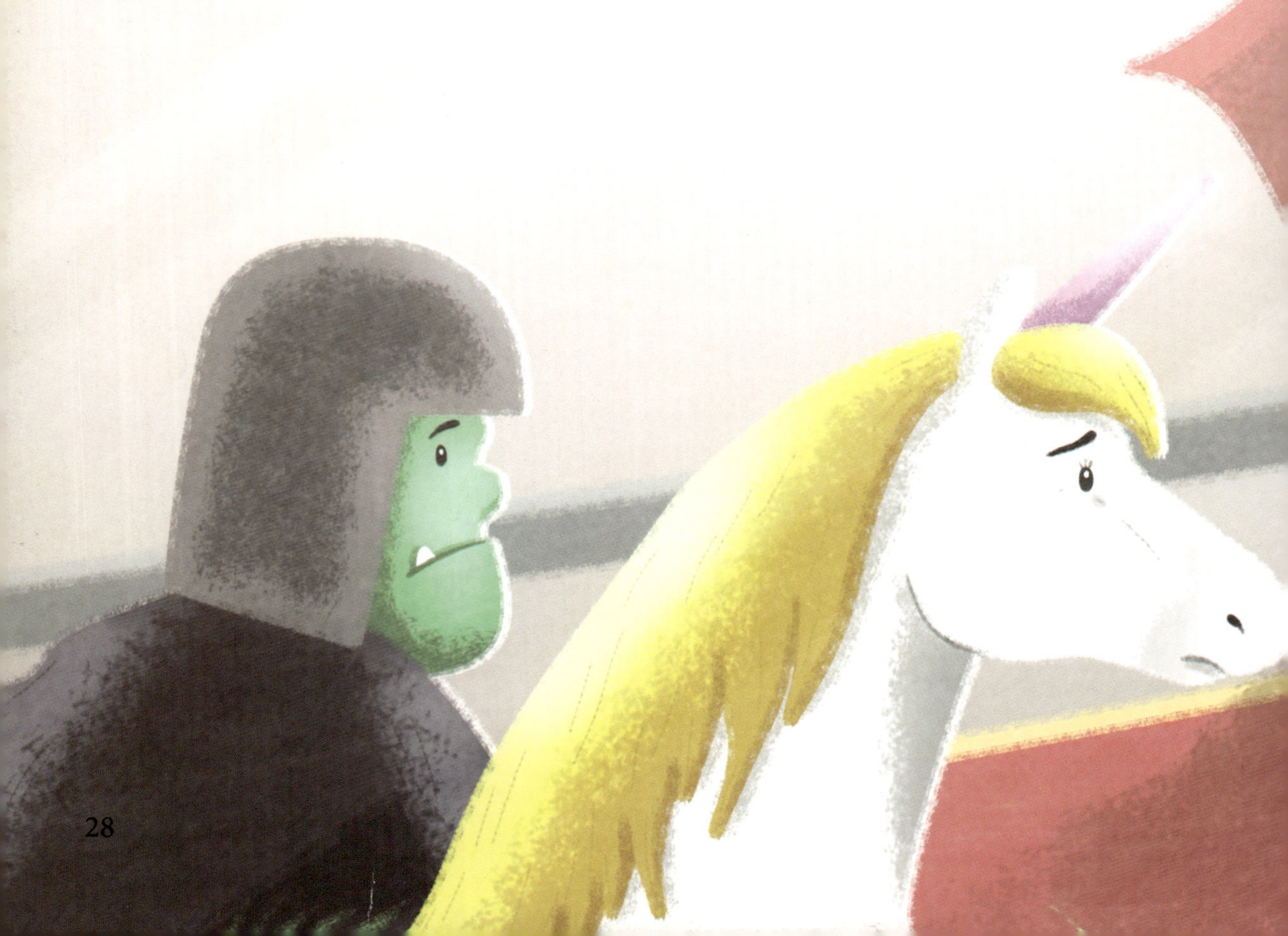

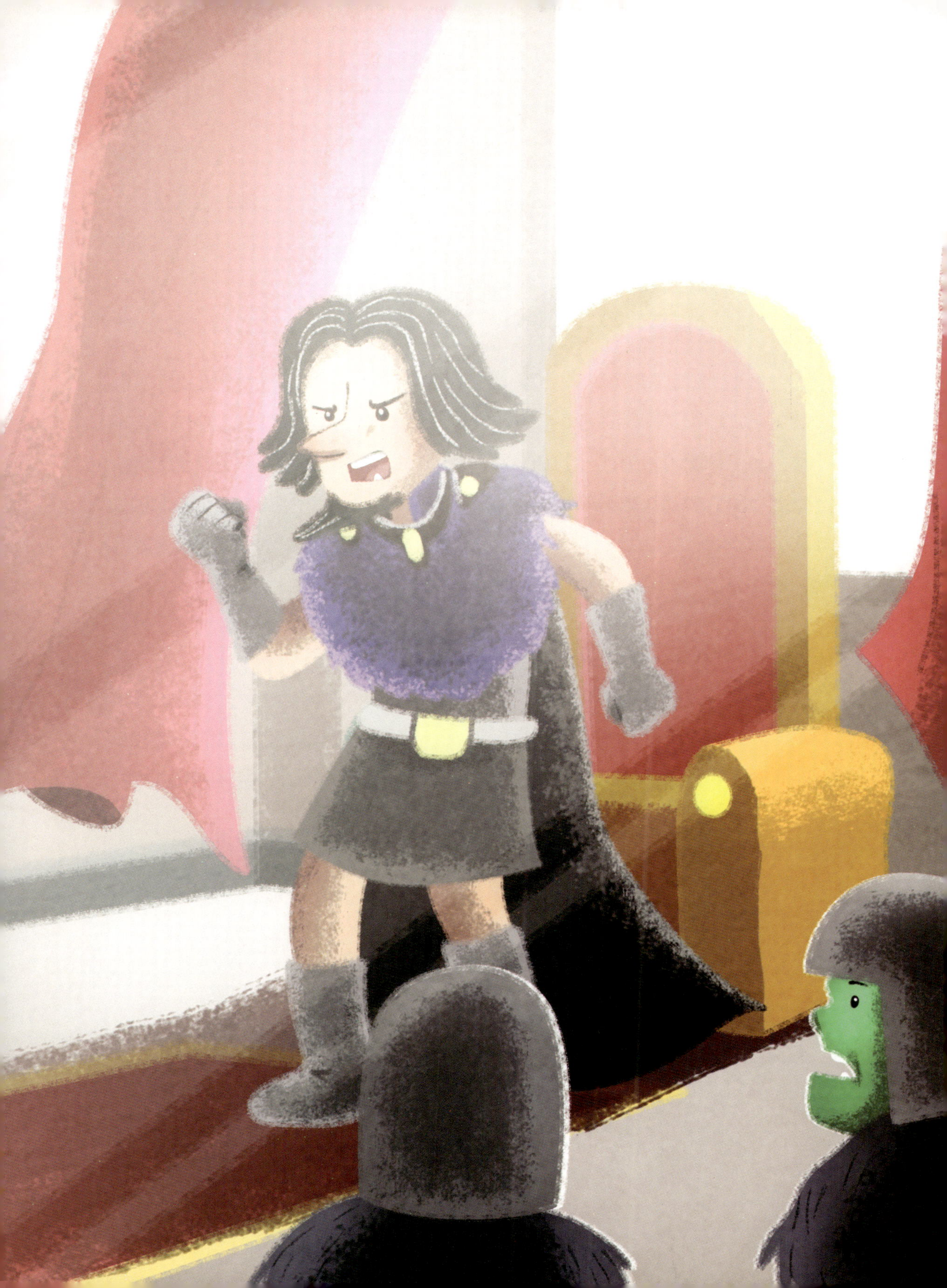

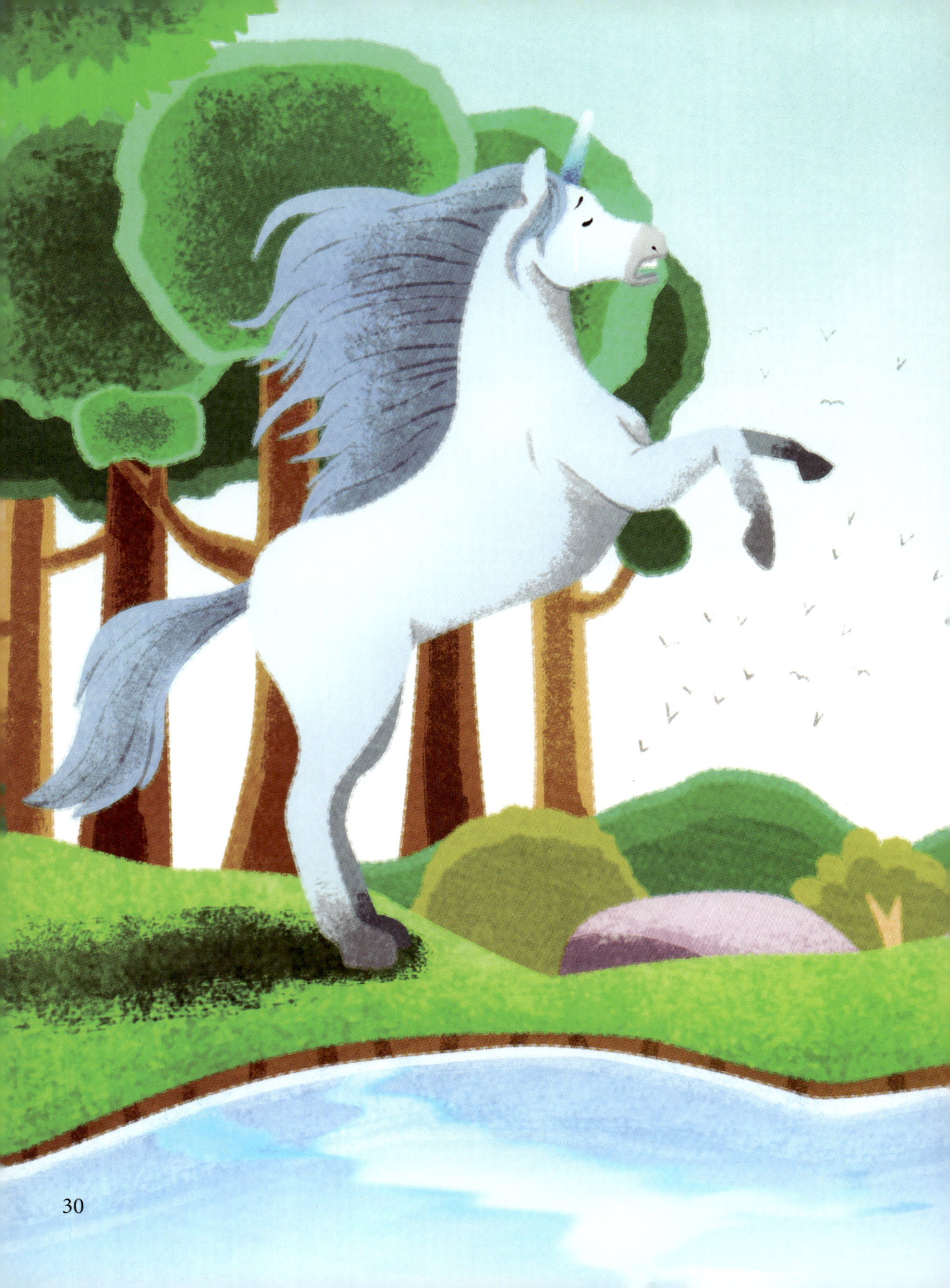

***

Enquanto Manfir, Cyro e todos aqueles que conseguiram reunir dirigiam-se para o castelo de Zorc, Safira sentia o seu coração quase explodir de tanta angústia e tristeza.

Caminhou em direção ao lago e dobrou as duas patas dianteiras, prostrando-se de joelhos, em prantos. As fadas voavam em volta dela, apreensivas.

Uma lágrima rolou pelo seu rosto e caiu na água, movimentando-a em pequenas ondas. Através do espelho formado pela água, Safira pôde ver Fany se debatendo, presa com uma corrente em cada pata. Soltou um grito de desespero.

— Mããããeee!!! – levantou-se imediatamente colocando-se de pé sobre as patas traseiras, e deu um relincho estridente, fazendo as árvores se retorcerem e os pássaros voarem de seus abrigos.

Naquele momento, Safira tomou a decisão mais difícil de sua vida: entregar-se nas mãos de Zorc em troca da liberdade de sua mãe, sem se importar com o que poderia lhe acontecer.

Colocou-se a galope em direção ao castelo, pegando um atalho para chegar antes de Manfir e Cyro. As fadas foram com ela na tentativa de ajudar.

***

Cyro seguia a galope com Manfir em seu dorso, quando foi avisado pelo vento da atitude de Safira.

— Manfir! Precisamos ir mais rápido! — gritou ele.

Manfir fez um gesto com as mãos sobre o dorso do unicórnio, fazendo-lhe nascerem enormes asas, e Cyro levantou voo, ganhando os céus de Eugória.

Cyro, Manfir e Safira chegaram juntos ao castelo. Cyro pousou na frente da filha.

— Você não vai fazer isso, Safira!

— Não tente me impedir, papai!

Enquanto discutiam, foram cercados pelos cavaleiros esfarrapados. Manfir tentou mantê-los afastados com sua mágica, mas Zorc, que assistia a tudo da sua torre, desceu voando e formou uma barreira de fogo em volta de Cyro e Manfir.

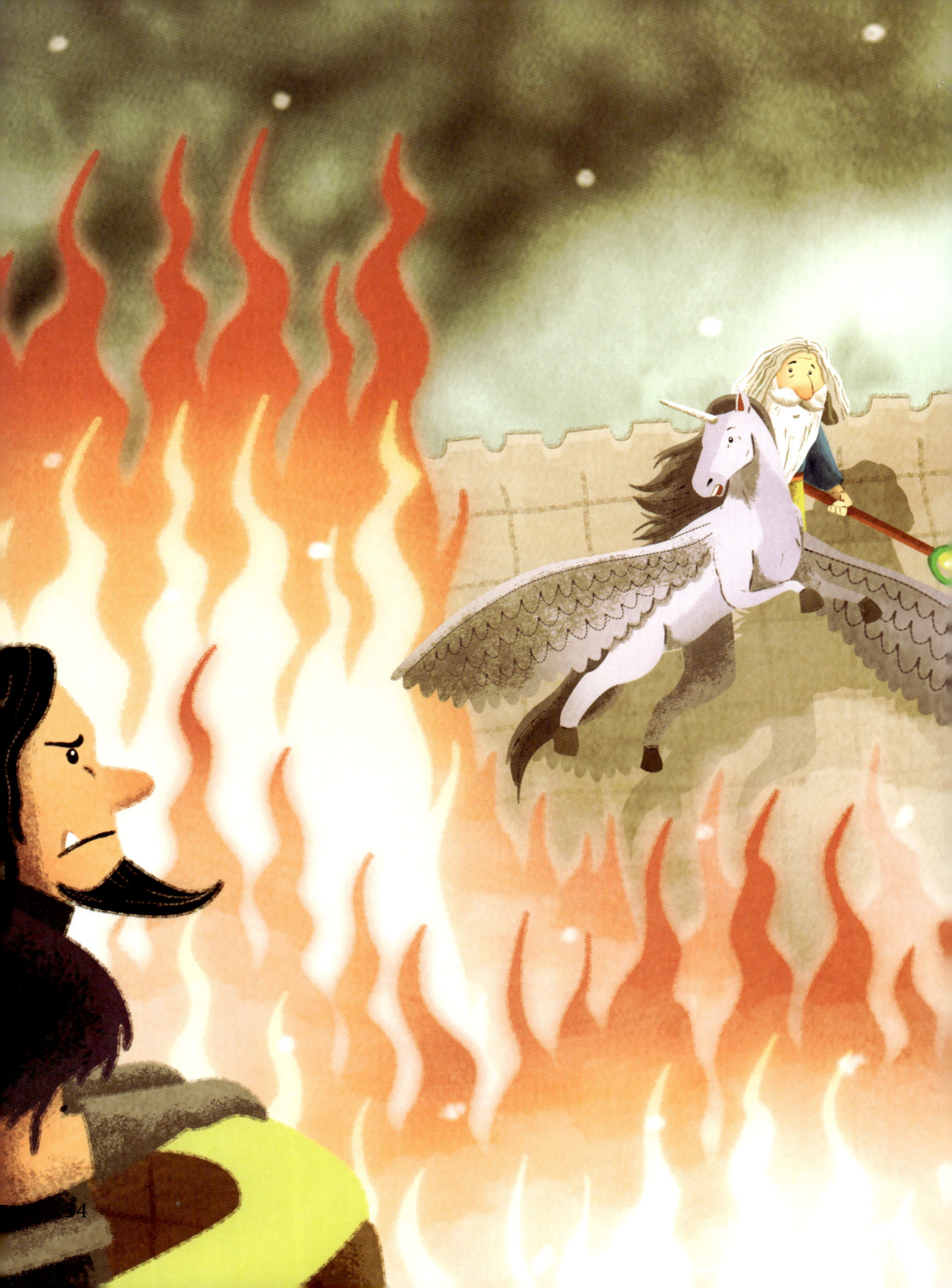

Desperado, Cyro tentou levantar voo para salvar Safira, que se deixou apanhar pelos esfarrapados, mas foi atingido por um raio de Zorc e caiu desacordado, com suas asas em chamas.

Enquanto Manfir e as fadas tentavam ajudar Cyro, Safira foi levada para dentro do castelo pelos soldados.

Zorc criou uma barreira de fogo em torno de todo o castelo, impedindo a entrada de quem quer que fosse.

Safira foi levada para onde Fany estava. A mãe, ao avistar a filha, começou a gritar desesperada:

— Safiraaa! Nãããão! Minha filhaaaa! Nãããããão!!!

Ela olhou para a mãe com lágrimas nos olhos. Resignada, deixou-se arrastar para cima de uma enorme pedra, uma espécie de altar do mal. Ela acreditava que após a posse do seu chifre, Zorc libetaria sua mãe.

Zorc aproximou-se com ar de satisfação. Abaixou-se sobre a cabeça de Safira e, num gesto brusco, arrancou-lhe o chifre.

O corpo dela estremeceu de dor, permanecendo inerte sobre a pedra.

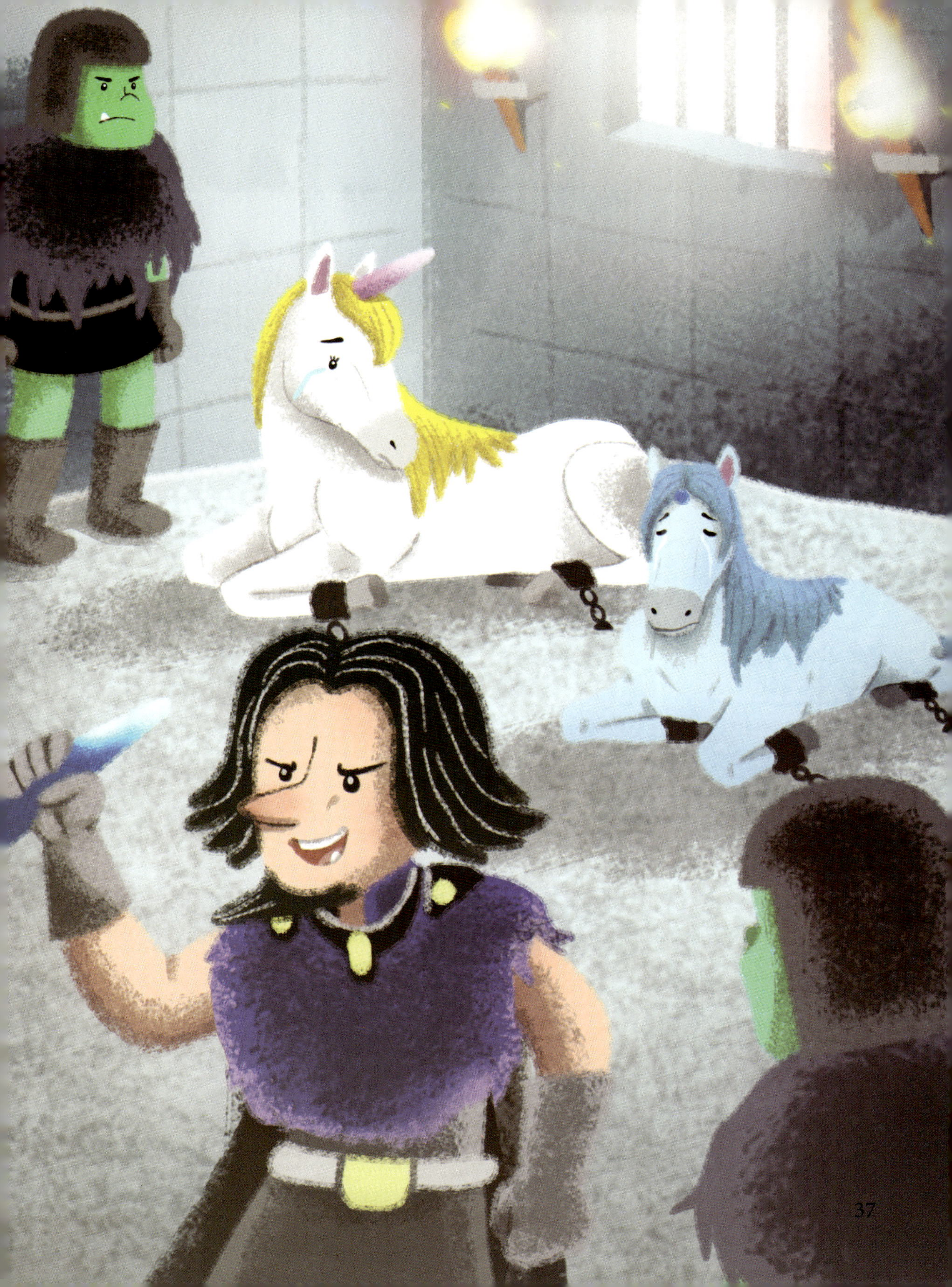

Fany, de joelhos sobre as patas dianteiras, mentalizava um pedido de socorro para as fadas, suas amigas, que se encontravam do lado de fora do castelo, impedidas de entrar pela barreira de fogo.

Mesmo assim, elas conseguiram captar o pedido de socorro de Fany. Decidiram então arriscar uma tentativa de entrada no castelo. Era uma situação extrema e elas precisavam fazer alguma coisa para ajudar as amigas. Todas juntas, fizeram uma corrente de energia do bem, bateram suas asinhas e voaram o mais alto possível, o suficiente para ultrapassar a barreira de fogo.

Tossiam e se debatiam devido à fumaça e ao calor, mas conseguiram entrar no castelo, guiadas pelo pensamento de Fany, que mentalizava: "estamos aqui! Venham, venham!". Então chegaram ao local onde estavam Safira e Fany.

O feiticeiro Zorc, ao ter nas mãos o chifre, lançou um olhar de desprezo para Fany, deixando claro que não iria libertá-la como Safira esperava.

— Mate-as! Ordenou para um de seus soldados e saiu rapidamente do lugar, dirigindo-se para a torre mais alta do castelo. As fadas entraram, colocando-se em posição de ataque, dispostas a tudo para salvar as amigas!

Os esfarrapados, ao perceberem a presença delas, ficaram com muito medo e saíram dali correndo o mais depressa que conseguiram.

— Safira! Ajudem Safira! — gritou Fany, desesperada.

Algumas das fadas foram até Safira e colocaram sua magia sobre ela, enquanto outras libertavam Fany das correntes que a aprisionavam.

***

Na torre, Zorc segurava o chifre com grande satisfação e soltava gargalhadas estridentes e assustadoras.

Segurando-o firme com as duas mãos, apontou em direção ao pôr do sol e gritou muito alto.

— Faça-se o podeeeeeerrr!!!

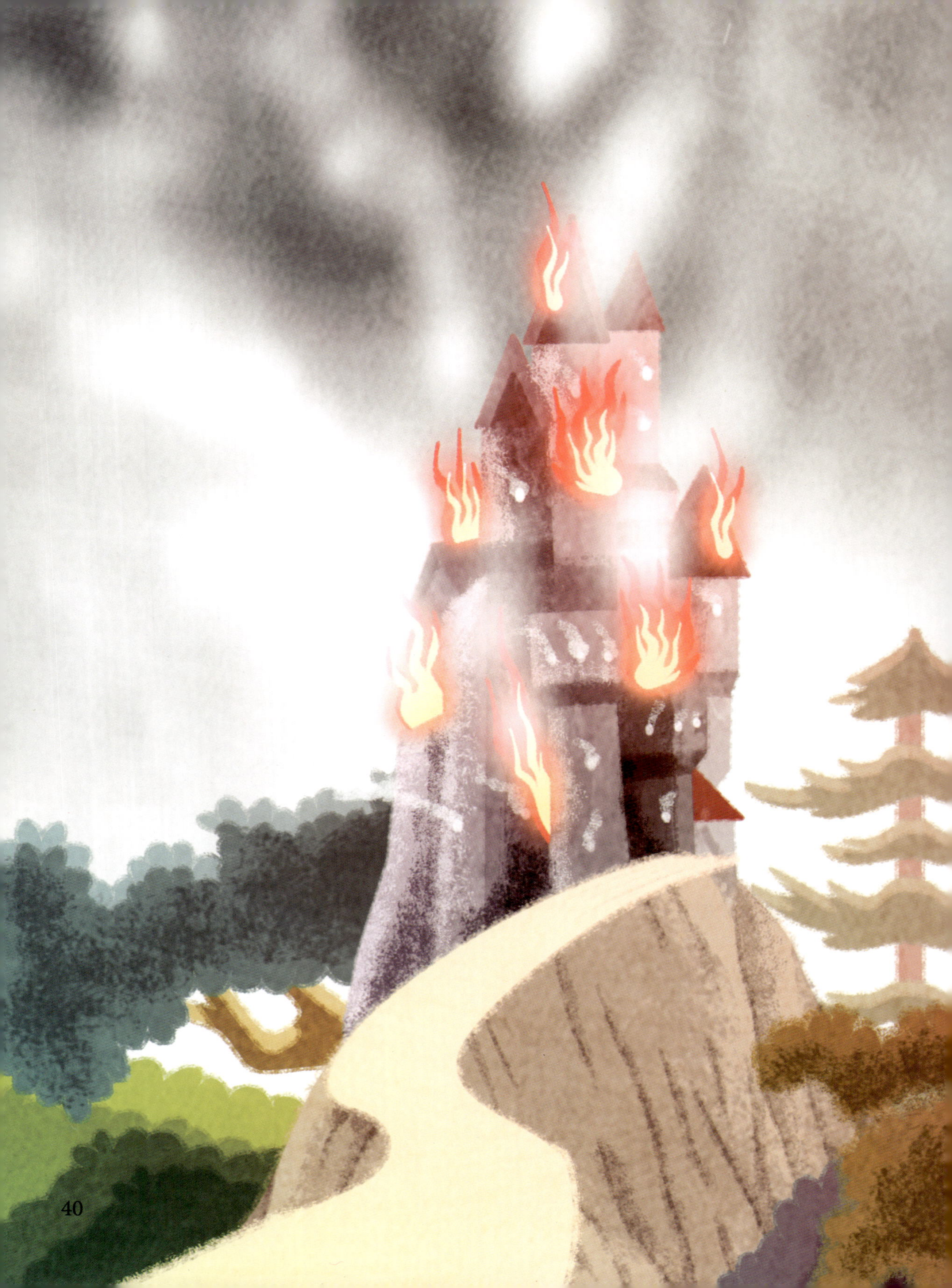

Do céu veio um raio que incidiu sobre o chifre, formando uma imensa luz azul, tomando conta do corpo de Zorc.

Ele soltou um tenebroso grito de dor e explodiu no ar juntamente com o chifre, transformando-se em inúmeras bolas de fogo.

O que Zorc não sabia é que o poder do bem contido no chifre de Safira, em contato com o da natureza, se tornaria muito mais forte do que os seus poderes do mal. Assim, se fez uma imensa e assustadora explosão, destruindo-os totalmente!

As bolas de fogo caíram sobre o castelo, que começou a arder em chamas.

A energia das fadas manteve Safira viva. Elas envolveram mãe e filha em uma espécie de nuvem azulada, fazendo-as flutuar, e voaram rapidamente, conduzindo-as para fora do castelo, antes que o fogo as atingisse. A fumaça havia aumentado muito, dificultando a visão das fadas.

Cyro, embora fraco, contava com a ajuda da magia de Manfir. Ambos, reunindo forças, fizeram com que o vento soprasse forte, espalhando a fumaça e abrindo caminho para as fadas, que conseguiram chegar em segurança, trazendo Fany e Safira. Ela permanecia desacordada por causa do ferimento na cabeça e também pela falta do chifre, sua principal fonte de vitalidade. Ela precisava de cuidados muito especiais. Fany e as fadas se encarregaram disso.

Cyro estava quase sem forças, porém muito feliz ao lado da esposa e da filha, seus bens mais preciosos.

Enquanto o castelo queimava, todos observavam de longe, estarrecidos. Manfir também sentia a sua magia enfraquecida depois de tanto esforço. Olhava para o castelo em chamas com certo ar de alívio e murmurava baixinho: "acabou, acabou...".

Os soldados esfarrapados que conseguiram escapar do castelo começaram a se libertar do feitiço de Zorc, que os tornava subservientes. As suas roupas negras esfarrapadas transformaram-se em roupas normais. Eles riam e se abraçavam, dizendo:

— Estamos livres... Livres! Livres!!!

Uma pequena lagartixa, ratos, sapos e serpentes começaram a se transformar em homens novamente. Todos libertos do poder maligno de Zorc, puderam retornar aos seus lares.

***

Os dias que se seguiram foram de reconstrução. Levou um tempo para que tudo voltasse ao normal.

Os magos se recolheram para se dedicarem às suas alquimias. Os unicórnios se agruparam em seu território para cuidarem uns dos outros. Agora, mais do que nunca, precisavam ficar unidos.

Fany, com a ajuda das fadas, dedicava-se a cuidar do ferimento na cabeça de Safira e das asas queimadas de Cyro. Ele agora era um unicórnio alado e precisava das suas lindas asas crescidas novamente.

As pessoas retomaram suas rotinas e, algum tempo depois, o mago Manfir foi aclamado como rei de Eugória e protetor dos unicórnios.

Do castelo de Zorc, só sobraram cinzas e ruínas. A Montanha Sinistra tornou-se um lugar que ninguém queria ir.

Safira viveu feliz junto com sua família e seus amigos. Com o passar do tempo, nasceu um novo chifre em sua cabeça. Só que agora, sem tantos poderes. O único que ele lhe garantia era o da invisibilidade. Este Safira sabia utilizar muito bem, brincando de esconde-esconde com as suas amigas.

Ela descobriu que os poderes da coragem e do amor estavam em seu coração e não no chifre.

Gostava de ficar invisível e só se deixava ver por criaturas que, como ela, possuiam o coração cheio de coragem, amor e esperança. Estes sim, são poderes que podem mudar a nossa vida!

Será que conseguiremos ver Safira algum dia?

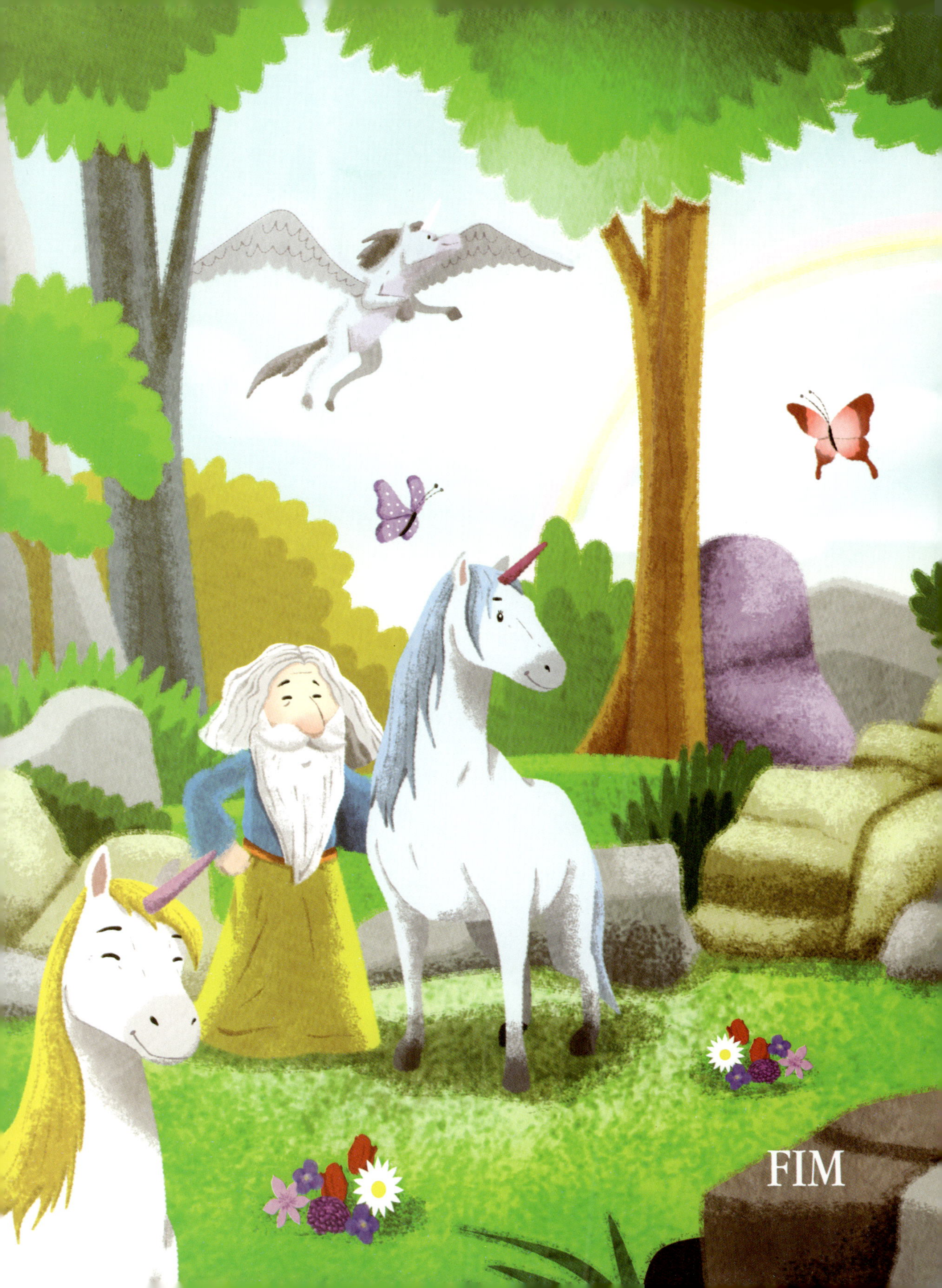

FIM

Sobre o Ilustrador

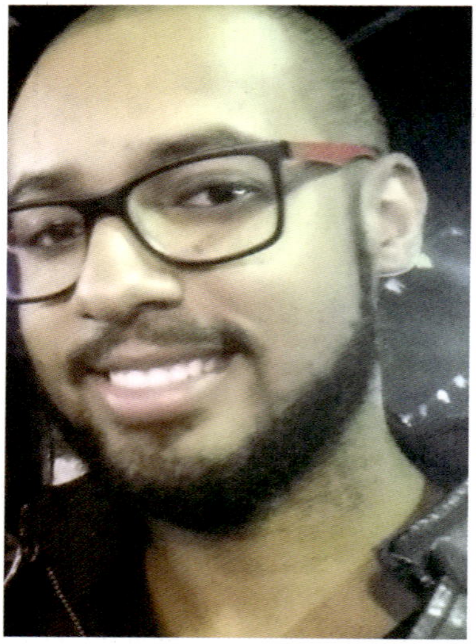

Oi, eu sou o **Dam d'Souza**!

Nasci em São Paulo e gosto de desenhar desde criança. Em 2009 consegui realizar meu sonho e trabalhar como ilustrador. Ilustrei alguns livros no ramo didático e paradidático, além de outros projetos específicos para agências de publicidade.

Estou sempre estudando para aprimorar meu trabalho e aprender mais. Acredito que através do desenho, a imaginação cria vida e nos transporta para outros lugares com traços e cores.

Sobre a Autora

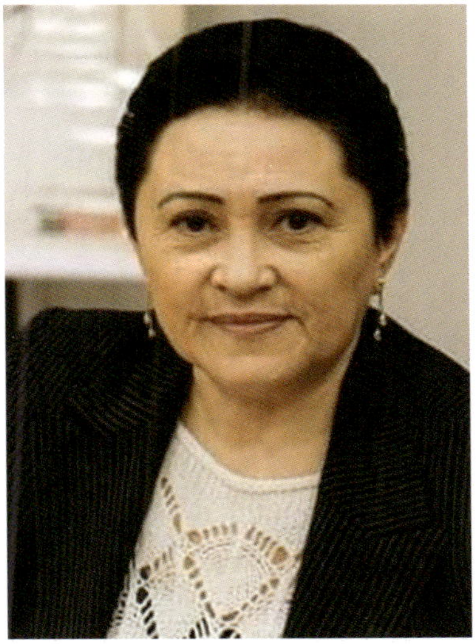

Olá, eu sou a **Miriam Leonila de Oliveira**.

Nasci no agreste pernambucano, mas vivo em Curitiba há vinte e sete anos. Desde muito pequena, gostava de ouvir as histórias contadas por minha mãe nas noites enluaradas, enquanto ficávamos sentadas no terreiro da pequena casa onde morávamos.

Quando aprendi a ler, era nos livretos de literatura de cordel, comprados na feira por meu pai, que eu me apropriava do gosto pela leitura.

Me apaixonei de vez pela literatura, quando a minha professora emprestou-me um livro para ler em casa no final de semana. Foi a primeira vez que li um livro infantil. Nele, eu encontrei respostas e soluções para muitos dos meus medos, sentimentos e emoções. Por isso, e por acreditar na leitura como ferramenta de transformação, é que hoje me dedico à escrita de belos livros para os meus pequenos leitores.

Escrevo para crianças e pelas crianças. Gosto de ouvir as suas sugestões e me divirto muito escrevendo lindas histórias a pedido delas.

Leia também, da autora:

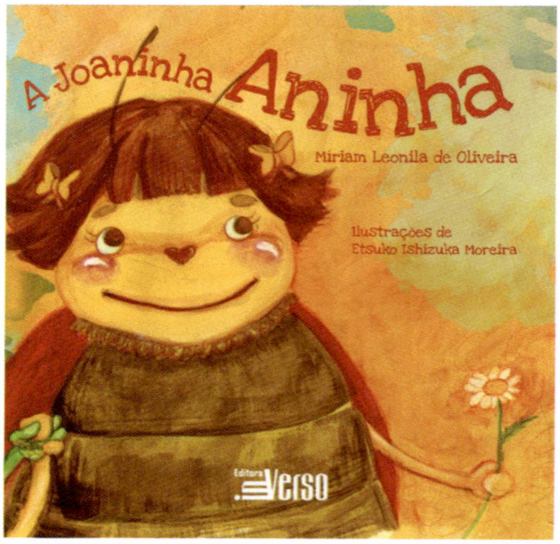

A JOANINHA ANINHA

Naquele lindo jardim, o nascimento da pequena Joaninha Aninha, foi motivo de muita alegria para a sua família. Porém, Aninha nasceu diferente e por causa disso, passou por algumas situações difíceis. Mas contou sempre com um grande amigo para livrar-se delas. Até que um dia, aconteceu algo incrível, que mudou a vida de Aninha. Como será que ela reagiu a toda essa mudança? Conheça a história dessa simpática Joaninha, e saiba tudo que ela passou por ter nascido diferente.

LEO, A LAGARTA SONHADORA

Vivendo em um lindo jardim e com muitas folhas verdinhas para comer, a lagartinha Léo, parecia ter tudo de que precisava para ser feliz. Entretanto, não estava muito satisfeito com a sua condição de lagarta. Entre uma mastigada e outra, ele fugia de seu mundo através de sonhos e devaneios. Somente com o passar do tempo e a ajuda preciosa de seu amigo, Léo descobriu qual era sua verdadeira essência e entendeu tudo que precisava viver para ser feliz.

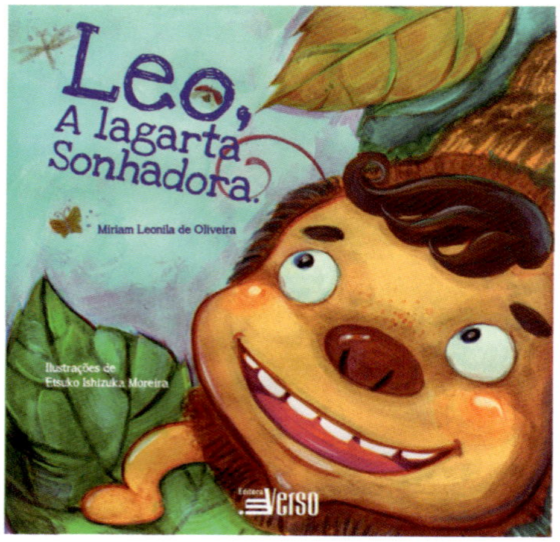

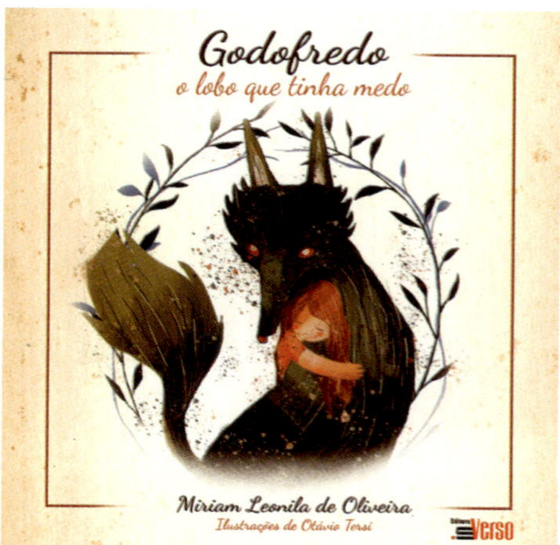

GODOFREDO, O LOBO QUE TINHA MEDO

O lobo negro era temido por todos e considerado muito perigoso. Porém, nunca ninguém tentou se colocar em seu lugar para compreendê-lo e saber o que se passava em seu coração.

Somente o amor e a coragem da pequena Rita foram capazes de mudar aquela situação e trazer tranquilidade às pessoas da aldeia e à família de lobos.